6.

DISSERTATION

SUR

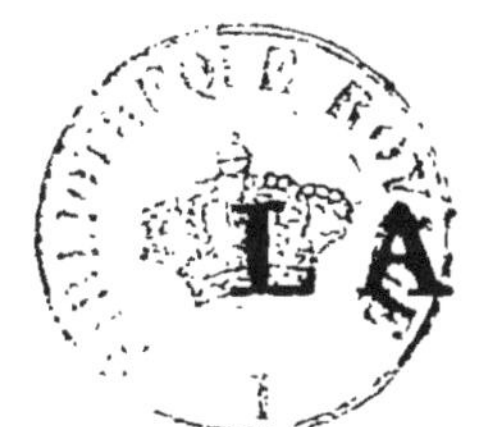

LA PROPRETÉ

ET LA

CONSERVATION DES DENTS.

(6.)

6

DISSERTATION

SUR

LA PROPRETÉ

ET LA CONSERVATION DES DENTS.

Par M. BEAUPREAU, Chirurgien Dentiste, Membre du Collége & Académie Royale de Chirurgie de Paris.

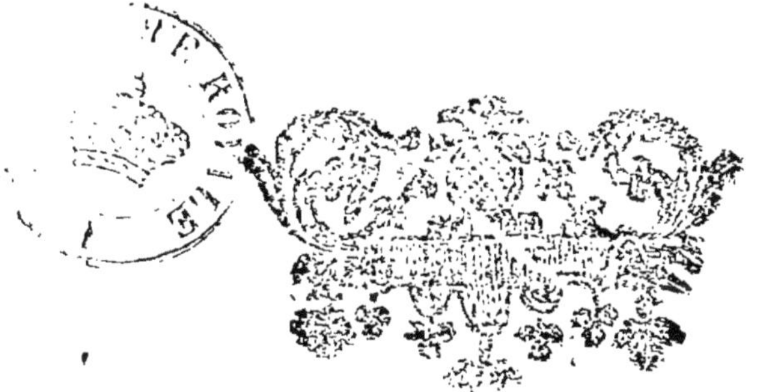

A PARIS.

De l'Imprimerie de SÉBASTIEN JORRY, rue & vis-à-vis la Comédie Françoise, au Grand Monarque.

Et se trouve chez l'Auteur, rue & vis-à-vis la Comédie Françoise.

M. DCC. LXIV.

Avec Approbation & Permission.

DISSERTATION SUR LA PROPRETÉ

ET LA CONSERVATION DES DENTS.

LA propreté des Dents n'eſt pas ſeulement d'agrément ; elle eſt encore d'utilité, elle eſt même de néceſſité. Leur conſervation en dépend très-ſouvent ; ſans parler des effets qu'occaſionne le ſéjour de la pâte alimentaire, comme le ramolliſſement de la ſubſtance oſſeuſe & l'odeur fœtide ; combien de perſonnes ont vu avec étonnement leurs dents ſaines & entières, ne prêter leur miniſtère qu'avec des douleurs plus ou moins vives, s'ébranler

& tomber successivement, quelquefois toutes en très-peu de temps? Il est vrai que ces effets dépendent quelquefois d'un vice répandu dans la masse des humeurs; mais l'effet de cette cause interne n'est-il secondé, n'est-il accéléré par aucune cause externe qu'il eut été facile de prévenir? Indépendamment même de l'altération des liqueurs, les mêmes effets n'arrivent-ils pas tous les jours, quoique d'une manière plus insensible & plus lente, uniquement par le peu de soin que l'on prend de ses Dents?

Les particules terreuses qui se trouvent dans la salive, se déposent sur le corps des Dents vers le col ou dans les interstices qu'elles laissent entr'elles. Ces particules se rapprochent & se lient les unes aux autres, au moyen de la partie visqueuse & grasse de la salive & des alimens; cette union est encore fortifiée par l'évaporation de la partie aqueuse que l'air entraîne, soit dans l'expiration, soit dans l'inspiration ; ainſi ſe forment inſenſiblement ces concrétions pierreuſes connues ſous le nom de tartre. *

Ces corps étrangers, ſans altérer la ſubſtance de la Dent, n'en produiſent pas moins des effets très-funeſtes. Leur accumulation abbaiſſe la gencive, ſouleve la Dent hors de ſon alvéole, & en détermine enfin la chûte.

Ce n'eſt donc pas ſeulement le deſir de tenir ſes dents propres, qui doit déterminer à faire enlever le tartre ou à le prévenir ; leur conſervation y eſt encore intéreſſée. Pour parvenir à cette double fin, il faut du choix & de la précaution dans les moyens qu'on employe.

Pluſieurs Dentiſtes font aſſez communé-

* L'accumulation de cette ſubſtance eſt plus ou moins conſidérable dans les différens ſujets, ce qui dépend de la qualité des alimens ou des bonnes ou mauvaiſes digeſtions. C'eſt ce que l'expérience nous fait voir. Les Gens de Villes qui ſe nourriſſent d'alimens gras & de pain mollet, ſont plus ſujets au tartre que ceux des Campagnes qui vivent de végétaux & de pain groſſier.

ment usage de Poudres & d'Opiats, qui ont pour base les coraux, la pierre ponce, & même la brique; d'autres emploient les Liqueurs acides comme les Esprits minéraux dulcifiés, le Suc de citron, les Vinaigres; enfin quelques-uns prétendent qu'il suffit de se frotter les Dents avec un linge, le matin & après le repas. Mais ces moyens produisent-ils réellement les effets qu'ils semblent promettre, n'en produisent-ils pas même de contraires & de très-dangereux?

Les coraux, la pierre ponce, la brique, sont des substances très-dures, qui tiennent de la nature du grès. Quoique calcinées & réduites en poudre même impalpable, elles offrent toujours des angles roides & infléxibes, comme on peut s'en convaincre en les mâchant. Quel doit être l'effet de ces substances employées pour enlever le tartre? Il est aisé de concevoir que par le frottement réitéré, elles peuvent détruire les parties tartareuses soumises à leur action; mais comment agiront-elles ſur celles qui ſe trouvent ſous la gencive, dans les interſtices des dents & à leur face interne ; c'eſt-à-dire, ſur le tartre préciſément qu'il ſeroit le plus important d'enlever ? Elles ſeront donc d'une utilité très-médiocre, elles ſeront même dangereuſes. Le corps de la Dent n'eſt point ordinairement recouvert de tartre dans ſa totalité, il ne l'eſt même prèſque jamais à la ſurface antérieure expoſée au frottement de ces ſubſtances. Ainſi au lieu de remplir l'objet qu'on ſe propoſe, on agit ſeulement ſur l'émail, on le liſſe, on le détruit en le poliſſant, & la ſubſtance oſſeuſe ſe trouve à découvert.

Les acides ne produiſent pas de moindres inconvéniens, ils agiſſent ſur l'émail des dents comme ſur toutes les terres abſorbantes, leurs pointes s'inſinuent à travers les poroſités de cette ſubſtance, en écartent les parties, les diviſent avec efferveſcence, & en produiſent la diſſolution. Pour ſe convaincre de cette vérité, il ne faut que jetter des acides minéraux quelconques ſur des Dents, ou autres substances terreuses. L'acide pénétrera par les pores de ces substances, séparera la partie cretacée de la partie muqueuse, & produira une dissolution plus ou moins grande selon sa force. Pour éviter un effet aussi pernicieux, quelques Praticiens ont cru devoir associer aux acides les spiritueux. Ils conseillent l'eau-de-vie unie au suc de citron, l'esprit de vin uni aux esprits minéraux. Mais les spiritueux émoussent-ils assez l'action des acides pour les empêcher de mordre sur les Dents ? S'ils avoient fait attention aux loix des affinités, & à l'expérience, ils auroient reconnu que les acides ayant plus d'analogie avec les terres absorbantes qu'avec les spiritueux, ils doivent quitter les spiritueux pour agir sur les terres absorbantes, c'est-à-dire, que les acides quoiqu'affoiblis ou plutôt unis aux spiritueux, n'en agissent pas moins sur les Dents, dont la substance est analogue aux terres absorbantes.

J'ai actuellement sous les yeux une

preuve bien ſenſible de l'action des acides ſur les Dents, je traite un enfant qui a depuis 7 ans une dilatation conſidérable du ſinus maxillaire produite par des concrétions polipeuſes qui occupent l'intérieur du ſinus ; pour ronger ces excreſcences, j'ai été obligé de faire uſage de beurre d'antimoine, dont l'acide découlant avec le pus ſur les Dents de la machoire inférieure, en a totalement détruit la conronne.

Je n'inſiſte ſi fort ſur l'uſage dangereux des acides employés ſous cette forme, que parce qu'ils produiſent des effets capables de ſéduire. Ils procurent aux Dents une blancheur ſubite & momentanée, mais ils ne la leur procurent qu'en diviſant les parties de l'émail, de la même maniere à peu-près qu'en broyant du verre, ou du criſtal, on le fait paroître plus blanc.

L'uſage du linge, quoique bien moins dangereux, a cependant ſes inconvénients.

la toile est un tissu, un entrelassement de fibres plus ou moins serrées, plus ou moins grosses. Mouillées, elles se racourcissent, se roidissent. On conçoit aisément que passant rudement sur les Dents, elles en détruisent l'émail de la même maniere qu'une lime douce, en s'insinuant par ses aspérités dans les pores des corps, cause l'abrasion de leurs angles, & les détruit par le frottement réitéré.

Les différens moyens dont nous venons de parler, sont donc absolument insuffisants, soit pour enlever le tartre, soit pour en prévenir la regénération, ou s'ils produisent quelques effets, ce n'est qu'en altérant en même temps la substance de la Dent. L'instrument tranchant est le seul moyen que l'on puisse employer avec sûreté pour ôter ces corps étrangers qui recouvrent la surface des Dents. Une réfléxion suffit pour s'en convaincre. La substance de la Dent tant émaillée qu'osseuse, ainsi que les croutes tartareuſes, ſont des terres abſorbantes. Par conſéquent toutes poudres dures, ou liqueurs acides quelconques capables de diviſer le tartre agiront en même-temps & avec la même facilité ſur le corps de la Dent & en détruiront la ſubſtance. Il n'en eſt pas de même de l'inſtrument tranchant. Quoiqu'en diſent certains Dentiſtes, il ne peut jamais réſulter aucun inconvenient de ſon uſage. Le tartre étant un compoſé de différentes couches adaptées les unes ſur les autres, l'inſtrument tranchant en écartera facilement les différentes parties & les enlévera par écailles. Mais lorſque l'inſtrument parvient à l'émail de la Dent, rencontrant alors un corps plus dur, il gliſſera, & s'émouſſera plutôt que de l'entamer. Chacun peut ſe convaincre par lui-même de la vérité de ce que j'avance. Les coquillages de mer connus ſous le nom de *porcelaines*, ſont de la même nature que l'émail des dents. Lorſqu'on les tire de la mer, elles ſont recouvertes de substances terreuses semblables au tartre. Personne s'est-il jamais apperçu que l'instrument tranchant qui sert à enlever ce corps étranger desséché, ait altéré en aucune façon la substance émaillée du Coquillage.

Les ennemis de l'instrument tranchant se seroient-ils fondé pour le décrier sur l'expérience journaliere qui nous montre les coquillages & la fayance perforée par les instrumens pointus, les Dents mêmes détruites par les épingles & les curedents? Mais cette expérience prouve plutôt tout a la fois le danger des différens moyens qu'on employe ordinairement pour nétoyer les Dents, & la solidité de mon systême. Ce ne sont jamais les instrumens tranchans qui perforent la fayance, les coquillages & autres corps de même nature; ils n'y trouvent aucune prise. Les seuls instrumens pointus peuvent les entamer en s'insinuant dans leurs porosités & en écartant les parties voisines par les différens mouvemens de rotation ; tous ces éxemples auroient donc dû non pas faire craindre aux Artistes l'usage de l'instrument tranchant, mais les empêcher de conseiller l'usage des acides ou autres substances terreuses, dont les pointes secondées par le frottement, produisent sur l'émail des Dents le même effet que l'instrument pointu.

Le tartre détruit, il s'agit d'en prévenir la régénération. Avant que d'exposer les moyens que je crois les plus propres, pour cet effet, il est essentiel de combattre une erreur très-pernicieuse dans laquelle sont une infinité de gens. La blancheur des Dents en fait la principale beauté, comme elles-mêmes sont le premier agrément d'une belle bouche. Tout le monde est-donc jaloux de cet ornement. De là cette foule de remédes, d'eaux, de poudres, d'opiats, qu'on cherche à se procurer comme des moyens sûrs &

infaillibles de blanchir les Dents. Remédes inéfficaces, & certainement dangereux. L'émail des Dents est un corps transparent plus ou moins blanc suivant l'âge des Sujets, on peut même ajouter, suivant la couleur des cheveux, car en général ceux qui sont roux, ont l'émail des dents jaune. Cette blancheur varie encore suivant la densité & la porosité de la substance osseuse. On observe que dans les enfans, qui ont les os spongieux, les Dents sont d'un blanc bleuâtre, dans les adultes qui ont les os plus compacts, elles sont d'un blanc de lait, enfin dans les vieillards dont les cellules osseuses sont oblitérées & le cordon des vaisseaux dentaires ossifié, elles sont jaunâtres. Le seul moyen de blanchir les Dents, seroit donc d'agir sur la substance osseuse, de la conserver dans son état de porosité pour en entretenir la blancheur, mais c'est un moyen qu'on n'a pas encore decouvert,

vert, & qu'on ne doit pas se flatter de découvrir. Ainsi quoique je ne connoisse & n'aie décomposé qu'un très-petit nombre de ces remédes tant vantés, je ne crains pas d'avancer qu'il n'y en a aucun, & qu'il ne peut même y en avoir, qui soient capables de blanchir les Dents sans les altérer. Les acides peuvent bien leur procurer cette blancheur si desirée, mais ce n'est, comme je l'ai prouvé page 11, qu'une blancheur momentanée produite aux dépens de l'émail. A l'égard des poudres noires, elles ne procurent aux Dents qu'une blancheur de comparaison. Lorsqu'on se regarde dans le miroir, on a encore les gencives & les interstices des Dents remplis de cette poudre. La surface extérieure que l'humidité de la bouche, secondée de l'action des lévres, a nétoyée, doit nécessairement paroître plus blanche. C'est ainsi que les Négres & les Ramoneurs semblent avoir les Dents plus blanches que nous.

Ne cherchons donc pas à donner à nos dents une couleur qu'il ne dépend pas de nous de leur donner, puifqu'elle dépend uniquement des caufes phyfiques. Tous nos efforts feroient inutiles ou n'aboutiroient qu'à leur deftruction. Contentons-nous de les tenir propres & de conferver à l'émail toute fa tranfparence en prévenant la régénération du tartre.

J'ai dit, page 6, que le tartre étoit formé par l'union des parties terreufes de la falive liées les unes aux autres par cette matière graffe & vifqueufe dont on trouve tous les matins la langue & la furface des dents recouvertes. C'eft donc cette matière qu'il s'agit de divifer & d'enleverpour prévenir la régénération du tartre. Pour y parvenir, examinons les moyens que les Artiftes employent tous les jours pour nétoyer les corps tranfparens.

Une glace eft-elle ternie? Si les taches font d'une fubftance graffe & molle, alors les fpiritueux purs, ou unis avec l'eau commune, ſuffiſſent pour les enlever L'effet eſt encore plus prompt lorſqu'on ſe ſert d'une éponge imbibée de ces liqueurs. Mais ſi ces taches ſe ſont durcies par l'évaporation de l'humidité, il eſt néceſſaire alors d'aider l'action des ſpiritueux avec quelque poudre, telle que la cendre, le charbon, &c, paſſée au travers d'un linge fin, ou d'employer le blanc d'Eſpagne ramolli. De même, lorſque la matière graſſe & viſqueuſe qui recouvre les dents, ſera récente, elle ſe détachera facilement au moyen d'une éponge, d'une broſſe de crin, ou d'une racine humectée d'un ſpiritueux quelconque uni à l'eau. Si au contraire, cette matière a acquis plus de ſolidité, il faudra tremper l'éponge, la broſſe ou la racine dans quelques poudres ou opiats composés de ſubſtances ligneuſes, qui offrant aſſez de réſiſtance pour détacher ce corps étranger, ſoit trop foible & trop molle pour altérer l'émail. On peut encore faciliter le détachement de cette matière grasse ; en passant le gros bout d'un curedent sur la convexité des dents, & dans leurs interstices jusqu'au bord des gencives ; on peut se servir d'un curedent d'or, d'argent, d'acier très mince & élastique. Le soin de racler sa langue tous les matins, prévient aussi l'accumulation du tartre à la face interne des dents. Cette réflexion se trouve dans tous les Traités des Dentistes.

Les spiritueux, dont on doit faire usage, sont l'eau-de-vie simple, la camphrée, celle de Gayac, de Lavande, l'Esprit-de-vin, l'Esprit de cochlearia, & toutes les Eaux vulnéraires, soit simples ou spiritueuses, comme l'Eau des Carmes, d'Arquebusade, de Capron, de Cologne, de Madame *Lavrillere* &c, unies à l'Eau commune. La dose doit être proportionnée suivant la force de ces liqueurs.

Il ne faut pas ranger dans la classe des spiritueux, une liqueur spiritueuse, annoncée avec des attestations dans différens papiers publics, comme un très-bon dentrifice ; cette liqueur n'eſt que de l'Eſprit de nitre dulcifié ; c'eſt-à-dire, de l'Eau forte unie à l'Eſprit-de-vin, ce qui eſt facile à diſtinguer par l'odeur & la ſaveur ; elle fermente avec les alkalis, teint en rouge Le ſirop de violette & le papier bleu, preuve non équivoque qu'elle contient un acide. J'ai jetté des Dents dans cette liqueur ; l'émail s'en eſt ſéparé, & la partie oſſeuſe s'eſt ramollie. J'aj fait ces expériences à l'Académie de Chirurgie, au mois de Juillet 1762.

Parmi les poudres, celles qui m'ont parues les plus convenables, ſont celles des racines d'Iris de Florence, de bois de Gayac, d'Eſquine, de Salſafras, de Canelle, auxquelles on peut ajouter le ſang de Dragon, ou la lacque rouge pour les colorer ; les opiats doivent être compoſés de ces poudres incorporées avec le miel roſat ou le miel blanc. Le bol d'Arménie, la terre ſigellée, &c, peuvent être employées, parce que ces terres argilleuses étant humectées, se boursoufflent, & leurs parties se divisent. La division en est encore plus intime, lorsqu'on les arrose avec les acides minéraux, soit marin ou vitriolique; en général, on peut se servir sans danger de toutes les substances ligneuses & végétales réduites en poudre, ou calcinées par le feu. Leurs parties se ramollissent à l'eau, & sans être capables de mordre sur l'émail des dents, elles ont cependant assez de roideur pour enlever les parties grasses, lors même qu'elles ont acquis un certain degré de consistance: parmi ces poudres, on peut ranger le tabac, le caffé, le pain, les fruits brûlés. On peut encore employer la dissolution des sels neutres dans l'eau commune, soit qu'ils ayent pour base une substance terreuse, comme l'alun; ce sel, il est vrai, contient de l'acide, mais il est tellement uni à une substance terreuse, avec laquelle il a autant de rapport qu'avec celle de la dent, qu'il n'y a aucune cauſe qui puiſſe le déterminer à quitter l'une pour s'attacher à l'autre. C'eſt auſſi par le même principe qu'on peut ſe frotter les dents avec des feuilles d'oſeille, d'*alleluia*, &c.

Lorſque les acides ſont unis aux alkalis, ſoit fixes comme dans le ſel marin, le ſalpêtre, ſoit volatils comme dans le ſel ammoniac, leur action eſt encore plus ſûrement bridée, & alors ils ſont incapables d'agir ſur la ſubſtance des dents, comme il eſt aiſé de s'en convaincre en jettant les yeux ſur la table des affinites de M. *Géoffroi.* C'eſt d'après ces principes, que j'ai mis en uſage avec les plus grands ſuccès le remède ſuivant.

Je prends des acides [illegible] dulcifiés, tels que le marin, le nitreux & le vitriolique ordinaire. Je les ſature avec l'alkalis fixe du tartre étendu dans l'eau commune; lorſque je crois la ſaturation parfaite, j'édulcore ce mêlange avec l'eau vulnéraire ſpiritueuſe & le ſirop de violette ; ce dernier me sert encore comme de boussolle pour connoître le point de saturation convenable. De la combinaison des acides avec l'Esprit-de-vin, & l'eau vulnéraire, il résulte un Ether qui rend cette liqueur très-agréable au goût & à l'odorat. Cette liqueur que l'on peut appeller *neutro spiritueuse*, a la proprieté tout à la fois de détacher la matière grasse & visqueuse qui recouvre la surface des dents, d'enlever la pâte alimentaire logée dans leurs interstices, d'émousser l'agacement, de donner du ressort aux fibres des gencives & de déterger les ulcérations qui pourroient y arriver. Le moyen de s'en servir est d'humecter une éponge, du cotton avec cette liqueur & de s'en frotter les Dents & les gencives.

L'usage ordinaire que l'on fait du vinaigre pour se laver la bouche, m'a engagé à faire quelques expériences sur cette liqueur. Son acide affecte les dents, mais pour obvier à cet inconvénient, je l'ai uni aux plantes qui contiennent l'alkali volatil, tels que le cochlearia, le Raifort ſauvage & la graine de moutarde. Il ſuffit de faire macérer ces plantes dans cette liqueur pendant quelque tems, après quoi l'on peut s'en ſervir en la mêlant avec l'eau commune.

De cette union des acides minéraux avec les alkalis fixes, réſulte un ſel neutre qui ſe dépoſe au fond du vaſe, & que l'on peut employer pur ou uni aux opiats.

En indiquant les moyens que j'ai cru les plus propres à prévenir la régénération du tartre & à rétablir ou conſerver la tranſparence de l'émail, j'en ai propoſé quelques-uns, comme les ſpiritueux, & la diſſolution des ſels neutres qui ont encore l'avantage de raffermir les gencives variqueuſes en donnant du reſſort à leurs fibres. Mais cette matière eſt ſi importante que je crois devoir en dire quelque choſe.

Parmi les cauſes les plus ordinaires du

gonflement des gencives, on peut placer l'appauvrissement des liqueurs, les affections scorbutiques, les préparations mercurielles, l'accumulation du tartre, le renversement, & le chancélement des Dents. Lorsque le gonflement des gencives dépend d'une cause interne, il faut la détruire avant de recourir à aucuns remédes extérieurs. A l'égard des remédes extérieurs, ceux qui m'ont paru les plus efficaces, sont les spiritueux, la dissolution des sels neutres, l'eau de godron, la décoction des plantes astringentes, & le vinaigre uni aux alkalis. Il y a des Dentistes qui conseillent l'usage des opiats désignés sous le nom d'antiscorbutiques dont ils recommandent de se frotter les gencives plusieurs fois par jour. Ce moyen me paroît devoir produire des effets peu considérables. D'un côté les terres absorbantes qui sont la base de ces opiats, sont saoullées de miel, de l'autre les acides & les spiritueux qui entrent dans ces compoſitions, ſont enveloppés par les terres abſorbantes, de manière que ni les unes ni les autres ne peuvent plus agir ſur les gencives aſſez fortement pour obliger leurs fibres à ſe contracter & à expulſer les liqueurs qui tiennent leurs vaiſſeaux dilatés : au contraire l'expérience journalière nous démontre que les liqueurs que je viens de déſigner, froncent les fibres des gencives, rapprochent les globules ſanguins & rendent aux vaiſſeaux toute leur action.

Quelquefois les gencives ſont ſi fongueuſes, que pour faciliter le dégorgement de leurs vaiſſeaux, on eſt obligé de les inciſer ou piquer avec une lancette ou un curedent dans les eſpaces que les Dents laiſſent entr'elles. Il y a moins d'inconvénient à faire ces inciſions ou piqures, qu'à couper avec des cizeaux les pointes des gencives gonflées, parce que les gencives en ſe cicatriſant, laiſſent la racine des Dents à découvert. Lorſque le gonflement des gencives vient de l'accumulation du tartre, il faut commencer par le détacher. Ces concrétions augmentant peu-à-peu par l'addition de nouvelles couches font la fonction de coin, & appuyant d'un côté sur le corps de la Dent, de l'autre sur la gencive, soulévent la Dent par degrés hors de son alvéole, & gênent la circulation du sang. Le sang ainsi arrêté dans les gencives, les vaisseaux du périoste qui recouvrent la racine des Dents, s'engorgent nécessairement, dilatent les parois de l'alvéole & facilitent la chute des Dents.

Lorsque les Dents ont été ainsi soulevées hors de leurs alvéoles, jusqu'à un certain point, & que les gencives ont été comme rongées par la présence du tartre, il n'est plus possible, quelque moyen que l'on employe, ni que les gencives recouvrent la racine des Dents, ni que les Dents rentrent dans leurs alvéoles qui sont oblitérées. Ainsi les Dents restent toujours chancelantes, & le mouvement prèsque continuel qu'elles éprouvent, entretient la fongoſité des gencives. Il n'y a plus alors d'autres moyens de les raffermir que de les fixer avec des fils ou plaques d'or. Ces liens empêchant leurs vacillations, les remédes que j'ai propoſés produiront alors leur effet ſur les gencives.

J'AI lû par ordre de Monſeigneur le Vice-Chancelier, un Manuſcrit qui a pour Titre *Diſſertation ſur la propreté & la conſervation des Dents, par M. BEAUPREAU*; je n'ai rien trouvé dans cet Ouvrage qui m'ait paru devoir en empêcher l'impreſſion. A Paris, ce 14 Août 1764.

LE BAS.